Dope PINK Style

100% BADA$$

<u>100% BADA$$</u>

<u>100% BADA$$</u>

<u>100% BADA$$</u>

100% BADA$$

<u>100% BADA$$</u>

100% BADA$$

100% BADA$$

100% BADA$$

<u>100% BADA$$</u>

<u>100% BADA$$</u>

100% BADA$$

<u>100% BADA$$</u>

100% BADA$$

<u>100% BADA$$</u>

<u>100% BADA$$</u>

100% BADA$$

100% BADA$$

100% BADA$$

<u>100% BADA$$</u>

100% BADA$$

<u>100% BADA$$</u>

<u>100% BADA$$</u>

<u>100% BADA$$</u>

100% BADA$$

<u>100% BADA$$</u>

<u>100% BADA$$</u>

<u>100% BADA$$</u>

<u>100% BADA$$</u>

100% BADA$$

<u>100% BADA$$</u>

<u>100% BADA$$</u>

<u>100% BADA$$</u>

<u>100% BADA$$</u>

100% BADA$$

<u>100% BADA$$</u>

100% BADA$$

100% BADA$$

<u>100% BADA$$</u>

<u>100% BADA$$</u>

<u>100% BADA$$</u>

100% BADA$$

<u>100% BADA$$</u>

<u>100% BADA$$</u>

100% BADA$$

<u>100% BADA$$</u>

<u>100% BADA$$</u>

<u>100% BADA$$</u>

<u>100% BADA$$</u>

100% BADA$$

<u>100% BADA$$</u>

<u>100% BADA$$</u>

<u>100% BADA$$</u>

<u>100% BADA$$</u>

100% BADA$$

100% BADA$$

<u>100% BADA$$</u>

<u>100% BADA$$</u>

100% BADA$$

100% BADA$$

<u>100% BADA$$</u>

100% BADA$$

100% BADA$$

<u>100% BADA$$</u>

<u>100% BADA$$</u>

<u>100% BADA$$</u>

100% BADA$$

<u>100% BADA$$</u>

100% BADA$$

<u>100% BADA$$</u>

<u>100% BADA$$</u>

100% BADA$$

100% BADA$$

<u>100% BADA$$</u>

100% BADA$$

<u>100% BADA$$</u>

100% BADA$$

100% BADA$$

100% BADA$$

100% BADA$$

<u>100% BADA$$</u>

<u>100% BADA$$</u>

<u>100% BADA$$</u>

100% BADA$$

100% BADA$$

100% BADA$$

<u>100% BADA$$</u>

<u>100% BADA$$</u>

<u>100% BADA$$</u>

100% BADA$$

100% BADA$$

<u>100% BADA$$</u>

100% BADA$$

<u>100% BADA$$</u>

<u>100% BADA$$</u>

<u>100% BADA$$</u>

<u>100% BADA$$</u>

<u>100% BADA$$</u>

<u>100% BADA$$</u>

100% BADA$$

100% BADA$$

100% BADA$$

<u>100% BADA$$</u>

<u>100% BADA$$</u>

<u>100% BADA$$</u>

<u>100% BADA$$</u>

<u>100% BADA$$</u>

<u>100% BADA$$</u>

<u>100% BADA$$</u>

100% BADA$$

100% BADA$$

100% BADA$$

<u>100% BADA$$</u>

100% BADA$$

100% BADA$$

100% BADA$$

<u>100% BADA$$</u>

100% BADA$$

100% BADA$$

<u>100% BADA$$</u>

100% BADA$$

100% BADA$$

<u>100% BADA$$</u>

<u>100% BADA$$</u>

<u>100% BADA$$</u>

100% BADA$$

<u>100% BADA$$</u>

100% BADA$$

100% BADA$$

<u>100% BADA$$</u>

<u>100% BADA$$</u>

100% BADA$$

100% BADA$$

<u>100% BADA$$</u>

100% BADA$$

<u>100% BADA$$</u>

<u>100% BADA$$</u>

100% BADA$$

100% BADA$$

<u>100% BADA$$</u>

100% BADA$$

<u>NEVER GIVE UP!</u>
<u>REP YOUR</u>
<u>PINK STYLE</u>
<u>FOR LIFE</u>